Diagnose Diabetes
Teil 2

Notfälle – was tun?

Alles über mögliche Notfälle bei Diabetikern für Betroffene und Angehörige

Andrea Runge

Bibliografische Information der Deutschen Nationalbibliothek
Die Deutsche Nationalbibliothek verzeichnet diese Publikation in der
Deutschen Nationalbibliografie; detaillierte bibliografische Daten
sind im Internet über http://dnb.d-nb.de abrufbar.

Für Ronny Stürmer.

Danke für deine Hilfe bei diesem Buch. Auch wenn
du es oft nicht wusstest, so haben deine
unermüdlichen und geduldigen Antworten auf meine
endlosen Fragen bei diesem Buch einen großen
Einfluss gehabt.

Andrea Runge

1. Auflage © 2012 Striker Verlag
Autor: Runge, Andrea
Grafik: Ronny Stürmer
Buchblock u. Korrektur: Texteragentur-Gifhorn
Herstellung und Verlag: Books on Demand GmbH, Norderstedt
ISBN 9783848216567

Vorwort

Weltweit sind rund 150 Millionen Menschen an Diabetes erkrankt. Die Dunkelziffer der Menschen, die bereits Diabetes im Anfangsstadium haben, aber dies nicht wissen, dürfte doppelt so hoch sein. Das sind gewaltige Zahlen und nicht umsonst spricht man hier von einer Volkskrankheit.

Die Nachricht, dass Sie Diabetes haben, ist ohne Frage erst einmal niederschmetternd und wirft jede Menge neue Fragen für den neuen Diabetiker wie seine Familie, Freunde oder auch Bekannte auf.

Auch diese Idee für diese Serie von Büchern rund um Diabetes entstand, als in unserem Umfeld bei einem engen Freund und einem Familienangehörigen Diabetes Typ 1 und 2 innerhalb weniger Monate festgestellt wurde.

Auch für uns stand erst einmal die Welt Kopf und wir wussten absolut nicht, wie man sich richtig verhält. Plötzlich gab es also jede Menge Fragen und keiner wusste eine Antwort darauf.

Vor allem stellte sich uns die Frage: wie gehen wir, als nahe Familienmitglieder, mit dieser

Krankheit um und was müssen wir im Notfall beherrschen. Was gibt es eigentlich für Notfälle bei Diabetikern? Und worauf muss man dann achten? Gibt es besondere Verhaltensregeln?

Wir begannen uns also, mit dem Thema Diabetes auseinander zu setzen und Nachforschungen anzustellen. Dabei fiel uns auf, dass es mitunter nur ungenaue oder keine Antworten auf viele Fragen gibt. Sie gaben letztlich keine richtige Unterstützung den Betroffenen.

Darum haben wir uns genauer umgeschaut, erfahrene Mediziner wie Diabetologen befragt und jede Menge fundierte Antworten auf unseren Fragenkatalog zusammen getragen.

Diese Buchserie hat für Sie den Vorteil, dass jeder Band aus Sicht von betroffenen Diabetikern wie deren Angehörigen und Freunden entstanden ist.

Wir hoffen, dass dieser Band Ihnen Hilfe im Notfall gibt.

Ihre Andrea Runge

September 2012

Was sind Insulin und Diabetes?

Insulin wird in der Bauchspeicheldrüse gebildet und ist ein lebenswichtiges Hormon.

Es hat die wichtige Aufgabe, den in der Nahrung aufgenommenen Zucker (Traubenzucker oder Glukose) aus dem Blut in die Zellen zu transportieren, wo der Zucker wiederum zur Energiegewinnung benötigen wird.

Es ist also ein Hormon der Bauchspeicheldrüse, das die Aufnahme von Zucker aus dem Blut in die Körperzellen fördert und senkt damit den Blutzuckerspiegel. Wird zu wenig Insulin produziert, entsteht der Diabetes mellitus.

Bei Diabetes ist diese lebensnotwendige Aufgabe aus verschiedenen Ursachen gestört bzw. unmöglich geworden.

Diabetes wird je nach Ursache in verschiedene Typen unterteilt und dann wieder in Untergruppen.

Die gängigste Therapie dürfte die Gabe von Insulinpräparaten sein. Aber auch die Änderung bisherigen Lebensgewohnheiten zählt zu den erfolgversprechenden Therapien.

Diabetes-Formen

Diabetes wird nicht nach der Erkrankung unterschieden, sondern nach der Ursache. Gemeinsam haben zwar alle Diabetesarten den erhöhten Blutzuckerspiegel, aber Ursachen und teilweise auch der Verlauf der Krankheit unterscheiden sich.

Hauptgruppen:

Diabetes Typ 1 betrifft rund 400.000 Menschen in Deutschland und hat eine seiner Hauptursachen in einer genetischen Veranlagung. Hier gibt es schon sehr gute Ansätze bei der Therapie.

Am bekanntesten dürfte **Diabetes Typ 2** sein. Allgemein wird dieser Diabetes auch als Alterszucker bezeichnet und betrifft rund zwei Drittel der Zuckererkrankungen. Hat diese Krankheit vor einigen Jahren hauptsächlich alte Menschen betroffen, so löst sich heute diese Altersbegrenzung allmählich auf und betrifft auch immer mehr jüngere Menschen.

Das ist kein Wunder. Denn Auslöser für diesen Diabetestyp sind unter anderem Übergewicht, falsche Ernährung und/oder mangelnde

Bewegung. Aber auch Das zeigt sich auch in der Behandlung, die auch einer Umstellung der Ernährung und mehr Bewegung hauptsächlich besteht.

Diabetes Typ 3: Hier werden Sondergruppen der Diabetes zusammengefasst.

3 A (Genetischer Defekt der B-Zelle)

- ❖ Chromosom 20 (MODY 1)
- ❖ Chromosom 7 (MODY 2)
- ❖ Chromosom 12 (MODY 3)
- ❖ Mitochondriale DNA (MIDD, Maternally Inherited Diabetes a. Deafness)
- ❖ Andere Defekte

3 B (weitere genetische Defekte als Ursache von Diabetes)

- ❖ Insulinresistenz Typ A
- ❖ Lipatrophischer Diabetes
- ❖ Andere Defekte

3 C (Krankheiten der exokrinen Pankreas)

- ❖ Pankreatitis
- ❖ Traumen/Pankreatektomie
- ❖ Neoplasmen
- ❖ Zystische Fibrose
- ❖ Hämochromatose
- ❖ Andere Erkrankungen

3 D (Endokrinopathien)

- ❖ Akromegalie
- ❖ Morbus Cushing
- ❖ Glucagonom
- ❖ Somatostatinom
- ❖ Hyperthyreose
- ❖ Phäochromozytom
- ❖ Aldosteronom
- ❖ Andere Erkrankungen

3 E (durch Drogen- oder Chemikalien hervorgerufene Diabetes)

- ❖ Vacor (Rattengift)
- ❖ Pentamidin

- ❖ Nikotinsäure
- ❖ Glucocorticoide
- ❖ Schilddrüsenhormone
- ❖ Diazoxid
- ❖ Beta-Sympathomimetika
- ❖ Thiazid-Diuretika
- ❖ Dilantin
- ❖ Alpha-Interferon
- ❖ andere Substanzen

3 F (Infektionen)

- ❖ Kongenitale Röteln
- ❖ Zytomegalievirus
- ❖ Andere Infektionen

3 G (Seltene Formen eines immunologisch bedingten Diabetes)

- ❖ "Stiff-man"-Syndrom
- ❖ Anti-Insulin-Rezeptor-Antikörper
- ❖ andere Formen

3 H (andere genetische Syndrome, die mitunter mit Diabetes verbunden sind)

- ❖ Down-Syndrom
- ❖ Klinefelter-Syndrom
- ❖ Turner-Syndrom
- ❖ Wolfram-Syndrom
- ❖ Friedreich´sche Ataxie
- ❖ Chorea Huntington
- ❖ Dystrophia myotonica
- ❖ Porphyrie
- ❖ Prader-Willi-Labhart-Syndrom
- ❖ Andere Syndrome

Diabetes Typ 4: Schwangerschaftsdiabetes tritt, wie der Name schon sagt, während der Schwangerschaft auf und kann zu einem Risiko für Mutter und Kind werden. Neueste Forschungen zeigen, dass die Spätfolgen für die Mutter wie auch das Kind bisher stark unterschätzt wurden.

Alarmzeichen – allgemeine Symptome für Diabetes

Die Frage, die sich die meisten Menschen stellen, ist folgende:

Woran erkenne ich eine mögliche Diabeteserkrankung?

Eins gleich zu Beginn, Ärzte sind auch nur Menschen und manchmal ist es gar nicht so verkehrt, wenn Sie Ihre Befürchtung laut aussprechen.

Nur so kann Ihr Hausarzt gezielt auf Ihre Ängste eingehen und nicht selten wird bei einer Routineuntersuchung die Diagnose Diabetes festgestellt.

Wir haben zur Sicherheit alle möglichen Symptome zusammengestellt, die Sie alarmieren sollten.

Fast nie treten alle Symptome gemeinsam auf, sondern nur einige. Das macht es so schwierig, eine Diagnose zu stellen. Denn häufig treten diese Symptome auch bei einer allgemeinen Erkrankung auf.

Symptome:

- **plötzliche Verschlechterungen der Sehkraft** (Damit ist ein rapider Abfall der Sehkraft innerhalb von einem kurzen Zeitraum gemeint. Dazu zählt auch doppeltes und verschwommenes Sehen.)

- **übermäßiger Durst** (Normal ist es, wenn Sie durchschnittlich 2 Liter am Tag trinken. Trinken Sie plötzlich mehr, dann gehen Sie zum Arzt.)

- **häufiger Drang auf Toilette zu müssen**

- **plötzlich auftretende Müdigkeit**

- **Bluthochdruck**

- **Sekundenschlaf**

- **Antriebsarmut (Sie haben zu nichts mehr Lust)**

- **Abnahme der sexuellen Lust**

- **Kopfschmerzen**

- **Durchblutungsstörungen**

- **Kribbeln in den Gliedmaßen**

- **Übelkeit**

- plötzliches Schwitzen

- Atemnot bei geringen Anstrengungen

- Übergewicht

- Juckreiz

- trockene Haut

- schlecht heilende blaue Flecken oder Wunden

- hohe Anfälligkeit für Krankheiten (treten bei Ihnen mehr grippeähnliche Erkrankungen innerhalb eines Zeitraums auf, dann lassen Sie das genauer untersuchen)

- unerklärbare Gewichtsab- oder zunahme

- Mundgeruch (durch eine Übersäuerung des Körpers kommt es zu einem Aceton ähnlichem Mundgeruch)

- Erbrechen

- Benommenheit

- eine allgemeine Schwäche

Mindestens drei der hier genannten Symptome zusammen reichen aus, um Ihren Arzt aufzusuchen.

Umgang der Familie mit Diabetes

Diabetiker-Neulinge werden mit Informationen regelrecht zugeschüttet. Das ist eine Tatsache.

Anders sieht es mit der Familie, Freunden, Bekannten und Arbeitskollegen aus. Diese kämpfen sich beschwerlich durch einen Wirrwarr von Hinweisen, Auskünften, Irrtümern und Ratschlägen.

Auch mir ging das so. Hunderte von Homepages zum Thema Diabetes habe ich durchforstet und etliches dazu gelesen. Ich war erstaunt, welches Halbwissen ich über Diabetes hatte bzw. wie falsch ich mitunter lag.

Vor allem war ich absolut ratlos, was Notfälle bei Diabetikern betraf.

Ich musste mir die Erkenntnisse über Monate hinweg mühselig zusammen suchen, bei Ärzten nachfragen und einiges ausprobieren.

Damit es Ihnen nicht auch so geht, habe ich in den folgenden Kapiteln Ihnen das Wichtigste für Angehörige und Freunde von Diabetikern zusammengestellt.

Warum Glasglocke und Watte der falsche Weg sind.

Sobald jemand in unserem Umfeld krank wird, neigen wir als Freunde und Angehörige dazu, den Kranken in Watte oder unter eine Glasglocke zu packen.

Etwas **Mitgefühl** ist in Ordnung, doch **zu viel** davon, lähmt den Diabetiker in seinen neuen und vor allem notwendigen Aktivitäten.

Versuchen auch Sie als Angehöriger, die Krankheit als **Chance zu einer positiven Veränderung** zu sehen.

Denn das ist Diabetes tatsächlich, auch wenn Sie es zum Anfang nicht so sehen werden.

Den meisten neuen Diabetikern fehlen anfangs die **Energie und der Wille**, sich mit den neuen Aufgaben wie Umstellung der Ernährung, mehr sportliche Betätigung und regelmäßige Medikamenteneinnahme auseinander zu setzen.

Also fangen Sie selbst damit an. Das könnte so aussehen:

- ➢ Erinnern Sie Ihren Diabetikerneuling regelmäßig an die **Einnahme seiner Medikamente**.

- ➢ Schlagen Sie eine **Sportart** vor, die Sie gemeinsam ausführen können. Wie sieht es mit einem Spaziergang aus oder mit Schwimmen.

  Beginnen Sie hier **langsam**, denn ein Zuviel könnte Ihren Diabetiker entmutigen.

- ➢ Stellen Sie **allmählich die Ernährung** um. Eine zu schnelle und abrupte Umstellung bringt oft nichts als den bekannten Jo-Jo-Effekt.

- ➢ Ihnen fehlen Informationen, dann gehen Sie mit zu den **Arztterminen**. Stellen Sie Ihre Fragen, die Sie bewegen.

  Das hilft auch Ihrem Diabetikerneuling zu verstehen, was Sie in dieser Situation bewegt und er wird sich nicht allein mit seiner Krankheit fühlen.

➢ Falls Sie **Kinder haben**, sprechen Sie mit ihnen **altersgerecht über die Krankheit**. Nichts verunsichert Kinder so sehr, wenn sie spüren, dass etwas vor sich geht, was sie nicht verstehen.

➢ Sammeln Sie **Informationen**, auf was Sie in Zukunft achten müssen. Dazu zählt auch Ihr Verhalten bei Unter- oder Überzuckerung.

➢ Nehmen Sie notfalls an den **Diabetiker-Schulungen** teil. Hier lernen Sie mit Ihrem Diabetiker, wie Sie Notfälle erkennen, das Verhalten dann und was Sie stets parat haben sollten.

➢ Und vor allem anderen, seien Sie ständiger **Ansprechpartner** für Ihren Angehörigen oder Freund, wenn er über seine Ängste und Probleme mit Ihnen reden will.

Was sollte ich im Notfall beherrschen?

Das ist eine der Fragen, die die meisten Angehörige in Internetforen stellen. Die Antworten zeigen, dass es sich hier um eine Art Neuland handelt.

Auf jeden Fall sollten Sie wissen, woran Sie **einen Notfall erkennen** und wie Sie sich dann verhalten müssen. Damit beschäftigen wir uns in den nächsten Abschnitten.

Wir zeigen Ihnen, dass es gut ist, wenn Sie noch einmal einen **Erste-Hilfe-Maßnahmen-Kurs** besuchen. Hier lernen Sie (oder Sie frischen Ihre Kenntnisse auf), was Sie unter anderem tun sollten, wenn Ihr Diabetiker bewusstlos wird, zum Beispiel.

Vor allem sollten Sie aber wissen, wie das **Blutzuckermessgerät und der Insulin-Pen funktionieren**. Der Insulin-Pen kommt fast nie zum Einsatz, aber es beruhigt, wenn Sie wissen, wie Sie mit einem Pen bei einer Unterzuckerung umgehen müssen.

Doch das Beste ist immer, einen solchen Notfall aber **zu vermeiden**. Auch das stellen wir Ihnen vor.

Achtung! Diabetes und Depression

Es gibt tatsächlich einen engen Zusammenhang zwischen Diabetes und Depression. Fast jeder 10. Diabetiker des Typs 2 ist laut einer Studie aus den USA depressiv. Erklärbar ist dieser Zusammenhang aber nicht.

Da eine Depression weitreichende Folgen haben kann (bis hin zum Freitod), muss diese Krankheit bereits im Vorfeld erkannt und behandelt werden. Durch die **Gefahr des Selbstmordes** zählt die Depression auch zu den Notfällen. Doch woran erkennen Sie eine Depression?

Achten Sie auf folgende Anzeichen:

> ➤ Ihr Angehöriger sieht alles nur noch **pessimistisch** **und** **manchmal launisch**.

> ➤ Er **grübelt viel** und ist zu **kaum Aktivitäten** bereit.

> ➤ Er **vernachlässigt** sein Äußeres und will **morgens nicht aufstehen**.

- ➤ Er **schläft schlecht** und ist **lustlos**.

- ➤ Er fühlt sich **kraftlos** und **ständig erschöpft**.

- ➤ **Zukunftsängste und Gedanken an den Freitod** prägen seine Äußerungen.

- ➤ **Appetitlosigkeit** und **Vernachlässigung der eigenen Medikation** (also er nimmt seine Medikamente nicht mehr oder sehr unregelmäßig) sind weitere Anzeichen für eine Depression.

- ➤ Auch **urplötzliche Aggressionen oder charakterliche Veränderungen** (wie cholerische Anfälle) zählen zu möglichen Hinweisen auf eine Depression.

Halten mehrere Anzeichen **länger als zwei Wochen** an, dann dürfte es sich um eine Depression handeln, die dringend behandelt werden sollte. Sprechen Sie mit dem **behandelnden Arzt** über Ihren Verdacht, falls sich Ihr Angehöriger oder Freund nicht selbst dazu aufraffen kann. Sie können notfalls Ihren Diabetiker **zwangseinweisen** lassen.

Welche Notfälle kann es noch bei Diabetikern geben?

Der bekannteste und am meisten gefürchtete Notfall ist die **Unterzuckerung (Hypoglykämie)** bei einem Diabetiker. Das bedeutet, der Blutzucker ist zu niedrig, er liegt **unter 2,6 mmol/l**.

Das Gegenteil davon ist die **Überzuckerung (Hyperglykämie)**. Die Blutzuckerwerte steigen auf **über 13 mmol/l** an. Da hier der Verlauf nicht so schnell ist und mit Hilfe des Insulins reguliert werden kann, wird das Risiko dieses Notfalls oft unterschätzt.

Unbekannter sind dagegen **diabetisches Nierenversagen** und **Lungenembolie**.

Aber auch **Schlaganfall und Herzinfarkt** gehören zu den Notfällen bei einem Diabetiker. Denn diese Notfälle werden ebenfalls durch einen zu hohen Blutzuckerwert über einen längeren Zeitraum ausgelöst.

Wie gefährlich ist eine Unterzuckerung wirklich?

Eine Unterzuckerung ist das Schreckgespenst jedes Diabetikers schlechthin. Eine Unterzuckerung muss sehr schnell behandelt werden, hat einen schnellen Verlauf und kann bis hin **zum Tod** führen.

Das kann durchaus auch einen Nicht-Diabetiker treffen. Bei einem gesunden Menschen aber stellt in diesem Fall die Bauchspeicheldrüse die Produktion von Insulin ein und die Leber gibt einen Traubenzuckerschub frei.

Diese **Regulierung des Körpers** besteht bei einem Diabetiker jedoch **nicht**, deshalb ist eine Unterzuckerung sehr gefährlich.

Denn hier läuft durch die Insulingabe der Blutzuckerabbau immer weiter, bis über die gefährliche Grenze von **unter 50 mg/dl oder unter 2,6 mmol/l**.

Liegt der Blutzucker unter diesem Wert, besteht akute Lebensgefahr für den Diabetiker.

Wo beginnt eine Unterzuckerung?

Im vorigen Kapitel hatten wir als kritischen Blutzuckerwert **50 mg/dl oder unter 2,6 mmol/l** für eine Unterzuckerung angesprochen.

Dabei handelt es sich aber um einen ungefähren Wert, unter den man nicht rutschen sollte. Ab diesem Blutzuckerwert werden die Symptome einer Unterzuckerung bei den meisten Diabetikern festgestellt.

Bei **Diabetes Typ 2** existiert aber **ein Sonderfall** der Unterzuckerung bei offenbar „**normalen Werten**". Der Grund liegt in dem jahrelang erhöhten Blutzuckerspiegel, wenn zum Beispiel Diabetes nicht erkannt wurde.

In diesem Fall ist der Körper an die **erhöhten Werte** gewöhnt und kommt mit einem plötzlichen Abfall der Blutzuckerwerte nicht mehr klar.

Er reagiert mit einer **Unterzuckerung** auf die abfallenden Werte. Deshalb muss die Therapie in solchen Fällen sanft beginnen und die Werte langsam abgesenkt werden.

Die kritische Grenze wird hier vom Arzt festgelegt und liegt meistens **bei 70 mg/dl bzw. 3,9 mmol/l.**

Bei **Neugeborenen und kleinen Kindern** liegt verständlicherweise der kritische Blutzuckerwert etwas niedriger als bei Erwachsenen. Als Unterzuckerung gilt hier ein Blutzuckerspiegel unter **40 mg/dl bzw. 2,2 mmol/l.**

Bei Frühgeborenen wird der Wert für eine Unterzuckerung noch tiefer angesetzt. Er liegt unter **30 mg/dl bzw. 1,6 mmol/l**).

Stufen der Unterzuckerung

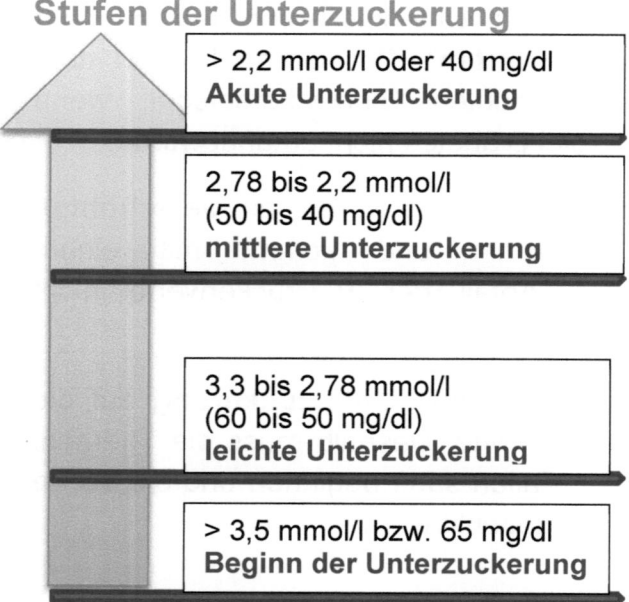

> 2,2 mmol/l oder 40 mg/dl
Akute Unterzuckerung

2,78 bis 2,2 mmol/l
(50 bis 40 mg/dl)
mittlere Unterzuckerung

3,3 bis 2,78 mmol/l
(60 bis 50 mg/dl)
leichte Unterzuckerung

> 3,5 mmol/l bzw. 65 mg/dl
Beginn der Unterzuckerung

Wie erkennt man eine Unterzuckerung?

Eine Unterzuckerung ist das Schreckgespenst für Diabetiker und ihre Angehörigen schlechthin. Automatisch entsteht natürlich die Frage, woran man eine Unterzuckerung erkennt.

Wir haben Ihnen einige typische Anzeichen zusammen getragen, an denen Sie eine Unterzuckerung an dem Diabetes-Patienten feststellen können:

- ❖ Blasse Haut,
- ❖ Schwächegefühl,
- ❖ Zittern,
- ❖ Gangunsicherheit,
- ❖ Kraftlosigkeit
- ❖ Schweißausbrüche (kalter Schweiß)
- ❖ Undeutliche Aussprache
- ❖ Konzentrationsschwäche
- ❖ Der Diabetiker kann plötzlich wie ein Betrunkener wirken,
- ❖ Gefühlsschwankungen (manche werden aggressiv, andere sind wie hyperaktiv und albern).

- ❖ Schneller Herzschlag,
- ❖ Weite Pupillen (die Pupillen sind vergrößert),
- ❖ Gedächtnis-, Sprach- und Sehstörungen,
- ❖ Krämpfe,
- ❖ Angst,
- ❖ Verwirrtheit,
- ❖ Übelkeit,
- ❖ Heißhunger,
- ❖ Müdigkeit,
- ❖ Leichte Lähmungen,
- ❖ Koma.

Treten mindestens zwei oder mehr dieser Symptome gemeinsam auf, dann handelt es sich mit großer Wahrscheinlichkeit um eine Unterzuckerung.

Wo liegen die Ursachen einer Unterzuckerung?

Es liegt viel Wahres in dem Sprichwort: **"Vorbeugen ist besser als heilen".**

Und es trifft bei der Unterzuckerung voll zu. Denn nur, wenn Sie die Ursachen für einen niedrigen Blutzuckerwert kennen, können Sie einer Unterzuckerung vorbeugen.

Diese möglichen Ursachen habe ich für Sie herausgesucht:

> ➤ Zu wenig gegessen oder das Auslassen einer Mahlzeit,

> ➤ verstärkte körperliche Aktivität,

> ➤ Medikamentenüberdosierung, Sie haben sich also zu viel Insulin gespritzt

> ➤ Es kann auch zu einer Unterzuckerung kommen, wenn Sie nach einer Gewichtsabnahme weiterhin die normale Insulindosis einnehmen (diese müsste an Ihr geringeres Gewicht angepasst werden).

> Wirksamkeit des regelmäßig gespritzten Insulins verbessert sich, wie zu Beginn einer Schwangerschaft (Durch die Hormone in der Schwangerschaft kann es passieren, dass die Wirkung des Insulins verstärkt wird.)

> schnellere Wirksamkeit des Insulins, wie zum Beispiel bei einem Sonnenbad

> Mitunter kommt es zu einer Erhöhung der Konzentration des Insulins im Blut, wenn dieses aufgrund einer Nierenschwäche nicht vollständig ausgeschieden wird.

Wie Sie sehen, können Sie gegen fast alle Ursachen der Unterzuckerung etwas unternehmen, wie mit **regelmäßigen Mahlzeiten, Gewichtskontrollen und einer Anpassung der Insulindosis an Ihre Aktivitäten**.

Was kann man gegen eine Unterzuckerung tun?

Bemerken Sie eine Unterzuckerung, dann sollten Sie oder Ihr Angehöriger schnellstens Gegenmaßnahmen ergreifen. Um den Blutzucker wieder zu erhöhen, eignen sich diese schnellen Methoden:

> ➢ Am schnellsten lässt den Blutzucker **Glukagon** (in der Apotheke) oder **4 - 6 Plättchen Traubenzucker** ansteigen.
>
> Diesen erhalten Sie als Dextrose oder in kleinen Päckchen überall im Handel. (Ich habe jetzt immer ein Päckchen in meiner Handtasche.)

> ➢ Wer ganz sicher gehen möchte, kann auch schnell wirkenden **Flüssigzucker** aus der Apotheke zurückgreifen.
>
> Aber bitte nur, wenn er sofort greifbar ist und nicht erst aus der Apotheke geholten werden muss.

➤ **Auch bewusstlosen Personen** können Sie **Flüssigzucker** geben. Streichen Sie die Lösung auf die **Zunge und die inneren Schleimhäute des Mundes**.

Durch die Schleimhaut kann Zucker auch aufgenommen und ins Blut transportiert werden.

Geben Sie aber einer bewusstlosen Person, nichts zu trinken oder zu essen. Es besteht **Erstickungsgefahr**. Das Einstreichen ist dagegen gefahrlos und zuverlässig.

➤ Zu den schnell wirkenden Mitteln gehören auch **ein Glas (0,2 l) Cola, Limonade oder Fruchtsäfte**.

➤ **Sport- oder Energieriegel** eignen sich bei einer mittleren Unterzuckerung. Hier wird der Körper einerseits mit dem schnell wirkenden Zucker versorgt, aber gleichzeitig auch mit dem langsam wirkenden Zucker.

Nehmen Sie unbedingt nach dieser Schnellmethode eine **zucker- und kohlenhydratreiche Nahrung** zu sich, um erneuten Unterzuckerung vorzubeugen.

Auch einige **Kräcker und ein bis zwei Gläser Milch** halten eine Unterzuckerung auf. Auch Obst eignet sich hervorragend, um den Körper mit nachhaltigem Zucker zu versorgen.

Normaler Haushaltszucker hilft nur langsam und ist gut, wenn die Unterzuckerung rechtzeitig bemerkt wurde oder kein Traubenzucker zur Hand ist.

Schokoladen oder Schokoriegel eignen sich nur bedingt bei der Behandlung einer Unterzuckerung. Da Schokolade auch Fett enthält, verzögert das Fett den Transport des Zuckers in den Darm und somit ins Blut.

Ist der Diabetiker bereits bewusstlos und Sie getrauen sich nicht, den Flüssigzucker auf die Schleimhäute im Mund aufzutragen, dann muss der Arzt eine **Glukoselösung** intravenös verabreichen.

Achtung! Spritzen Sie auf keinen Fall Insulin! So etwas wird in schlechten Filmen immer wieder gezeigt, ist aber grundverkehrt.

Gibt es eine Unterzuckerung in der Nacht?

Ja, die gibt es tatsächlich und diese Art der Unterzuckerung ist besonders gefährlich, weil sie keiner sofort bemerkt.

Doch es gibt einige Anzeichen nach dem Aufwachen für die nächtliche Unterzuckerung. Das können sein:

> Durchgeschwitzte Bekleidung oder Bettwäsche,

> Alpträume

> Kopfschmerzen

> Sie fühlen sich abgeschlagen und unausgeschlafen.

> Ein weiteres Indiz für eine nächtliche Unterzuckerung ist ein **morgens** gemessener Blutzuckerwert **von oder unter 80 mg/dl (4,4 mmol/l).**

Früher nahm an, dass ein stark erhöhter Blutzuckerwert am Morgen ein Anzeichen für eine nächtliche Unterzuckerung sei.

Mittlerweile belegen aber mehrere Studien, dass diese Annahme falsch war.

Zur Vermeidung dieser Unterzuckerungsart sollte Ihr Blutzuckerspiegel vor dem Schlafen etwa **120 bis 180 mg/dl (6,7 bis 10 mmol/l)** betragen.

Nehmen Sie außerdem bei einer Spätmahlzeit Vollkornprodukte mit etwas Eiweiß oder Fett zu sich, wie Vollkornkekse mit Quark oder Vollkornbrot mit Butter und Käse.

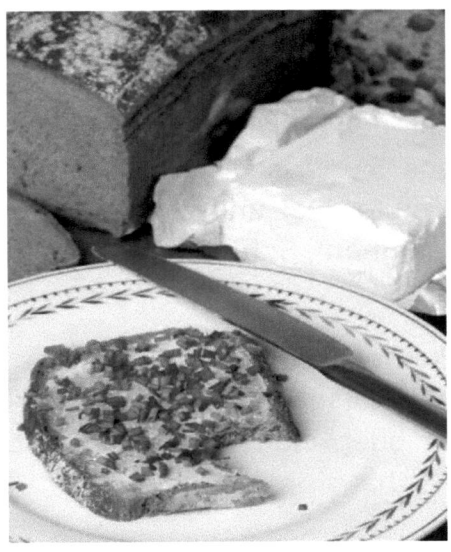

Kann ein Diabetiker ohnmächtig werden?

Ja, das ist möglich. Es kommt relativ selten vor, aber es kann passieren. In diesem Fall bringen Sie den Bewusstlosen in eine **stabile Seitenlage** und rufen den **Notarzt** über **112** an.

Dabei erwähnen Sie bereits am Telefon, dass es sich bei dem Ohnmächtigen um einen **Diabetiker** handelt.

Oft werden Ihnen bis zum Eintreffen des Notarztes gezielt einige Fragen gestellt, die die **Ursache der Bewusstlosigkeit** eingrenzen und so dem Arzt bei den ersten Hilfsmaßnahmen wichtige Anhaltspunkte geben.

Versuchen Sie nicht, dem Ohnmächtigen etwas einzuflößen. Erstens Sie wissen nicht, was die Ohnmacht hervorgerufen hat und zweitens hat der Bewusstlose **keinen Schluckreflex** und könnte ersticken.

Spritzen Sie auf keinen Fall Insulin! Denn Sie wissen ja nicht, ob die Ursache eine Unter- oder Überzuckerung ist oder die Bewusstlosigkeit eine andere Ursache hat.

Was ist ein diabetisches Koma?

Bei dem diabetischen Koma handelt es sich um einen gefährlichen Notfall, der bei einer **Unter- wie Überzuckerung** auftreten kann.

Achtung!

Hier handelt es sich um einen Notfall, der lebensgefährlich ist.

Sie erkennen ein diabetisches Koma an folgenden Anzeichen:

> ➢ **Der Diabetiker fällt in Ohnmacht,**

> ➢ **seine Haut ist blass und trocken,**

> ➢ **Acetongeruch kommt aus dem Mund (das riecht so ähnlich wie Nagellackentferner),**

> ➢ **der Bauch ist hart,**

> ➢ **der Puls rast und ist kaum tastbar,**

Diese **Sofortmaßnahmen** sollten Sie einleiten:

> Legen Sie den Ohnmächtigen in die **stabile Seitenlage,**

> **schauen Sie, ob die Mundhöhle frei von Speiseresten ist,**

> **eventuelle Prothesen nehmen Sie besser heraus** (Erstickungsgefahr),

> **öffnen Sie beengende Kleidung,**

> **sorgen Sie für Frischluft,**

> **rufen Sie schnellstens den Notarzt (112) an,**

denn der Patient gehört nun ins Krankenhaus.

Dort wird die jeweilige Ursache intensiv behandelt.

Information: Das diabetische Koma kann unterteilt werden in das **ketoazidotische Koma** (Diabetes Typ 1 Patienten) und das **hyperosmolare Koma** (Diabetes Typ 2 Patienten).

Wie gefährlich ist eine Überzuckerung?

Eine Überzuckerung wird oft von allen **Beteiligten unterschätzt**.

Grund dafür ist der weit verbreitete Irrtum, man brauche ja nur Insulin dagegen zu spritzen oder eine Überzuckerung gehe nur langsam von statten.

Tatsächlich stimmen beide Meinungen nur teilweise. Sicherlich kann Insulin dagegen gespritzt werden und der Verlauf ist oft schleichender als bei einer Unterzuckerung.

Trotzdem handelt es sich um einen **akuten Notfall**, der in einem **hyperglykämischen Koma** (auch diabetisches Koma genannt) oder gar im Tod enden kann.

Typische Ursachen können sein:

> **Insulin über einen gewissen Zeitraum nicht genommen**

> **Stress erhöht den Blutzuckerspiegel dramatisch**

> **Falsche Ernährung**

- ➢ **Schwangerschaft** (besonders wenn die Schwangerschaft noch nicht bemerkt wurde, können die Werte hochschnellen)

- ➢ **Die körperliche Aktivität wurde vernachlässigt**

- ➢ Bei der **Einnahme bestimmter Medikamente wie Cortisol** kann es zu einer Überzuckerung kommen.

Achtung!

Eine Überzuckerung tritt häufig auch als Folge von **noch nicht erkanntem Diabetes** auf.

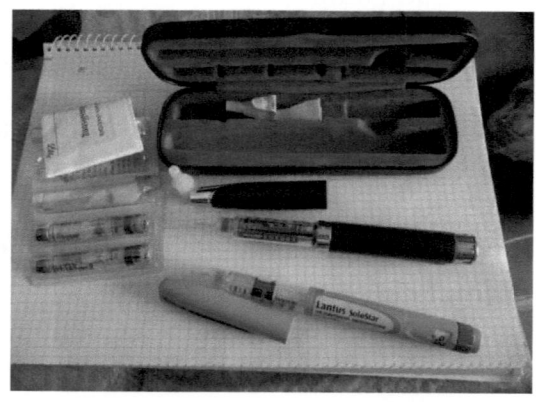

Wie kommt es zu einer Überzuckerung?

Eine Überzuckerung entsteht aus einem **Insulinmangel** über einen gewissen Zeitraum.

Das bedeutet, der Körper kann die aufgenommene Glukose (Traubenzucker) nicht aus dem Blut abtransportieren, weil das dazu notwendige Insulin fehlt.

So steigt der Blutzuckerwert immer höher an, bis er ein kritisches Stadium erreicht und sich spätestens durch ein **diabetisches Koma (hyperglykämisches Koma)** bemerkbar macht.

Achten Sie auf folgende Blutzuckerwerte:

> **Leichte bis mittlere Überzuckerung:**

> Werte über **250 mg/dl (über 13 mmol/l) bis 300 mg/dl (16,5 mmol/l)**

> **Schwere Überzuckerung - <u>Achtung Lebensgefahr!</u>:**

> Werte ab **300 mg/dl (16,5 mmol/l) bis über 400 mg/dl (22 mmol/l)**

Welche Anzeichen sind typisch für eine Überzuckerung?

Achten Sie auf folgende Symptome, die bei einer Überzuckerung einzeln oder gemeinsam auftreten können:

- Starkes Durstgefühl, Verstärkter Harndrang,

- Juckende Haut,

- Ständige Müdigkeit, Abgeschlagenheit,

- Kopfschmerzen,

- Sehstörungen,

- Sekundenschlaf,

- Bauchschmerzen,

- Atem riecht nach Aceton (wie faule Äpfel oder Nagellackentferner)

- Bewusstlosigkeit (diabetischer Schock)

Was kann ich gegen eine Überzuckerung tun?

Normalerweise kann an Hand des Diabetiker-Tagebuchs und/oder den regelmäßigen Blutzuckermessungen eine Überzuckerung rechtzeitig erkannt und behandelt werden.

Sollte es trotzdem zu einer Überzuckerung kommen, dann leiten Sie folgende Sofortmaßnahmen ein:

Leichte bis mittlere Überzuckerung – der Wert liegt über 250 mg/dl (13 mmol/l) und unter 300 mg/dl (16,5 mmol/l):

> ➢ Informieren Sie den **Hausarzt**. Er wird Ihnen sagen, was Sie unternehmen sollen.

> ➢ Unbedingt muss das **notwendige Insulin (20 Prozent der Tagesdosis Insulin) eingenommen bzw. gespritzt** werden.

> ➢ Es muss mindestens **1 Liter Wasser pro Stunde** getrunken werden.

> Achten Sie darauf, dass der Diabetiker **nicht einschläft** und sich **keine körperlichen Anstrengungen** zumutet.

Schwere Überzuckerung – der Wert liegt bei 300 mg/dl (16,5 mmol/l) bis über 400 mg/dl (22 mmol/l):

> Informieren Sie **den Notarzt,** auch wenn der Diabetiker bei Bewusstsein ist. Das kann sich bei dieser Höhe der Blutzuckerwerte schnell ändern.

> Versuchen Sie, den Patienten **flach auf den Rücken zu legen,** mit einem **leicht erhöhten Oberkörper**.

> **Öffnen** Sie **enge Bekleidungsstücke** und sorgen Sie für **Frischluft**.

> Da bei so einem hohen Wert der Diabetiker häufig auch verängstigt ist, geben Sie ihm **Zuspruch** und versuchen Sie, ihn **zu beruhigen**, bis der Notarzt eintrifft.

> **Insulin** geben Sie nur **nach Anweisung der Rettungsleitstelle**.

Alarmzeichen Herzinfarkt!

Eine der Folgeerkrankungen oder der möglichen Komplikationen bei einem Diabetiker ist der Herzinfarkt.

Diabetiker haben eine **dreimal so hohe Wahrscheinlichkeit,** einen Herzinfarkt zu erleiden als gesunde Menschen.

Die **Ursache** ist eine oder mehrere **verstopfte Herzarterien**.

Dazu kommt es, wenn an den Gefäßwänden der Arterien sich Ablagerungen bilden und das Blut diesen Plaque nicht mehr abtragen kann.

Bei **Diabetikern** ist diese Gefahr besonders hoch, denn hier kann der **Traubenzucker nicht mehr durch das Insulin** richtig abgetragen werden.

Außerdem nimmt bei Diabetikern die **Gerinnungsneigung des Blutes zu**.

Fachleute bezeichnen Diabetes nicht zu Unrecht als den **Beginn von Gefäßerkrankungen**.

Denn es bilden sich **Klümpchen**, die schnell eine Arterie zum Herz **verstopfen** können und es kommt zum Herzinfarkt.

Es ist aber auch möglich, dass der **nicht weiter transportierte Zucker** sich immer mehr an den Gefäßwänden **ablagert** und **so die Arterie verengt**.

Deshalb empfehlen Experten (in Übereinstimmung mit dem behandelnden Arzt) **die Einnahme von 1x Aspirin täglich**.

Das beugt einer zur starken Gerinnung des Blutes und damit einem Gefäßverschluss vor.

Aber Achtung! Das ist keine Garantie, dass es nicht zum Herzinfarkt kommt.

Auch andere Faktoren **wie hoher Blutdruck, ein zu hoher Cholesterinspiegel oder Stress** können einen Infarkt auslösen.

Anzeichen für einen Herzinfarkt

Es gibt typische Anzeichen für einen Herzinfarkt im Vorfeld. Sollten Sie **einen oder mehrere der hier aufgeführten Symptome** feststellen, dann rufen Sie umgehend **den Notarzt (112)** an.

Dies sind klassische Symptome für einen möglichen Infarkt:

➢ **Starke Schmerzen in der Herzregion** mit einer Dauer von 5 Minuten. Häufig **strahlen** diese Schmerzen auch **in andere Körperteile** aus, wie in die Arme, den Oberbauch, in Hals, in den Kiefer oder zwischen die Schulterblätter in den Rücken.

➢ Ein **Engegefühl** um die Brust herum oder wie eine **Art Einschnürung** im Bereich des Herzens deutet auch auf einen Infarkt hin.

➢ Auch ein **Druck auf das Herz** kann ein Anzeichen für einen Herzinfarkt sein (manche beschreiben es, als würde ein Elefant auf der Brust stehen).

➤ Möglicherweise empfindet der Patient auch eher einen **berennenden Schmerz** in der Höhe des Herzens. Auch dies ist möglicherweise ein Symptom für den Infarkt.

➤ Auch **massive Angst** kann sich bemerkbar machen.

➤ Sie stellen **kalten Schweiß und blasse, fahle Haut** fest, gepaart mit **Übelkeit bis hin zum Erbrechen**. Auch das können Anzeichen eines Infarktes sein.

➤ Achten Sie bei den erwähnten Schmerzen im Brustbereich auch darauf, ob **Atemnot oder Schmerzen im Oberbauch** feststellbar sind. Diese Symptome sind zwar untypisch für einen Infarkt, aber **zusammen mit anderen Anzeichen** deuten sie sehr sicher auf einen Infarkt hin.

Auf die Anzeichen eines stummen Infarktes gehen wir im nächsten Kapitel ein.

Wieso der „stumme Infarkt" so gefährlich ist

Es ist allgemein bekannt, dass Herzinfarkte als eine der möglichen Folgeerscheinungen bei Diabetes gelten.

Wesentlich unbekannter dagegen ist, dass ein Herzinfarkt bei Diabetikern nicht die typischen Vorboten hat.

Diesen so genannten stummen Infarkt stellen Ärzte häufig erst im Nachhinein durch ein EKG fest.

Im Gegenteil bei **52 Prozent der Betroffenen andere oder gar keine Warnsignale** zeigen, die oft gar nicht mit einem Infarkt in Verbindung gebracht werden.

Das hängt mit der **Schädigung der Nerven** durch einen hohen Blutzucker zusammen. Dadurch empfindet der Diabetiker weniger Schmerzen als ein gesunder Mensch.

Da der Herzinfarkt bei Diabetikern also anders verlaufen kann (**stummer Infarkt**), ist es wichtig, eventuelle Anzeichen rechtzeitig zu erkennen und zu behandeln.

Achten Sie auf Folgendes:

➢ **Abgeschlagenheit**

➢ **Große Müdigkeit**

➢ **Unerklärliche Erschöpfung**

➢ **Bauchschmerzen**

➢ **Übelkeit**

➢ **Kreislaufbeschwerden**

➢ **Luftnot**

➢ **Schwindelgefühl**

Da die Anzeichen wirklich nicht auf einen Infarkt hindeuten, sollte ein Diabetiker immer seine **Termine beim Arzt** wahrnehmen und diese Symptome unbedingt in seinem **Diabetiker-Tagebuch** vermerken.

Das kann dem Arzt **wichtige Hinweise** geben und er kann entsprechende Maßnahmen einleiten.

Falls Sie die Vermutung haben, es könnte sich um einen Infarkt handeln, rufen Sie den **Notarzt** (112) an.

Das kann nach **massivem Stress** zum Beispiel auftreten.

Aber auch **Risikopatienten**, wie

> ➢ **Raucher,**

> ➢ **Menschen mit Kreislaufproblemen,**

> ➢ **Übergewicht**

> ➢ **oder zu hohem Blutdruck**

> ➢ **bzw. Cholesterinspiegel**

sollten bei solchen Anzeichen den Notarzt anrufen.

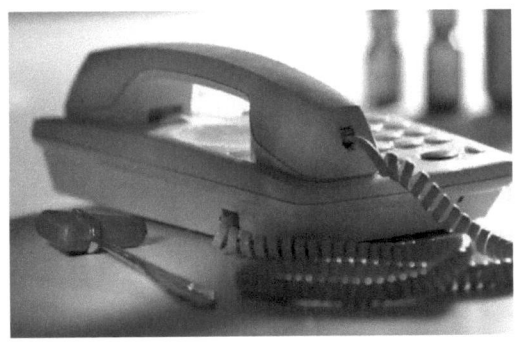

Was soll ich bei dem Verdacht auf einen Herzinfarkt tun?

Auch wenn es schwer fällt, bewahren Sie erst einmal **Ruhe** und rufen Sie den **Notarzt (112)** an. Sagen Sie **Ihren Namen, die Adresse**, dass es sich um einen **Diabetiker** handelt und beschreiben Sie die **Symptome**.

Legen Sie nicht auf, sondern warten Sie ab, ob es **noch weitere Fragen** von der Rettungsleitstelle gibt. Eventuell gibt man Ihnen **Hinweise**, die Sie **unbedingt befolgen** sollten.

Warten Sie nicht ab bis zum nächsten Morgen oder bis das Wochenende vorbei ist. Bei einem Herzinfarkt **zählt jede Minute**.

❖ **Versuchen Sie auf keinen Fall, selbst bzw. den Angehörigen ins Krankenhaus zu fahren**.

Erstens ist der Weg mitunter zu weit und Sie verlieren wichtige Zeit. Zweitens hat das Rettungsteam alle notwendigen Geräte bereits im Krankenwagen und kann viel effektiver helfen.

Schlaganfall bei Diabetikern und seine Ursachen

Der Schlaganfall kann **viermal** so oft bei Diabetikern auftreten als bei einem gesunden Menschen.

Die **Ursache** dafür ist die bereits beschriebene Gefäßerkrankung. Das Blut **gerinnt** durch das fehlende Insulin immer **schlechter** und es setzt **sich Plaque an den Gefäßwänden** ab.

Nun kann es passieren, dass sich eine Schlagader zum Gehirn durch diese **Ablagerungen verengt** und es kommt zu **Durchblutungsstörungen**, die bis zum **Schlaganfall** führen können.

Oder es löst sich von den Ablagerungen ein **Klümpchen** und **verstopft** eine **Arterie zum Gehirn**, kommt es zu einer **Unterversorgung des Gehirns mit Sauerstoff** und somit zum **Schlaganfall**.

Mitunter sind aber durch Diabetes die **kleinen Blutgefäße** zum Gehirn so geschädigt, dass sich **Blutgerinnsel** bilden können und zum Schlaganfall führen.

Daran erkennen Sie einen Schlaganfall

Da auch bei einem Schlaganfall jede Minute zählt, ist es wichtig, die Anzeichen dafür zu kennen.

Ich habe Ihnen die typischen Symptome für einen Schlaganfall zusammengestellt.

➢ **Starke Kopfschmerzen**

➢ **Starke Nackenschmerzen**

➢ **Übelkeit**

➢ **Kribbeln oder Schwäche in der Hand bis hin zu leichten Lähmungen** (man kann nicht mehr die Tasse halten)

➢ **Erbrechen**

➢ **Plötzliche Schwäche**

➢ **Plötzlich auftretende Sehstörungen (Doppelbilder)**

➢ **Gleichgewichtsstörungen**

- Gangstörung

- Schwindelgefühl

- Plötzlich hängender Mundwinkel

- Sprach- und Sprechstörungen

- Verwirrung

- Verminderte Aufnahmefähigkeit

- Erinnerungslücken

- Unzusammenhängendes Reden

- Lähmungserscheinungen auf einer Seite (Halbseitenlähmung) oder von Armen und Beinen

Erste Hilfe bei einem Schlaganfall

Sollten Sie den Eindruck haben, einige der Symptome treten auf, dann rufen Sie umgehend den Notarzt (112) an. Hier geht es jetzt wirklich **um jede Minute**.

Also geben Sie Ihren **Namen** durch, die **Adresse** und sagen Sie, dass Sie einen **Schlaganfall** bei dem Patienten vermuten.

Man wird Ihnen sicherlich noch Fragen stellen oder Ihnen Ratschläge geben, sollte sich der Zustand des Patienten verschlechtern.

Bis zum Eintreffen des Rettungsarztes versuchen Sie den Diabetiker zu **beruhigen**. Helfen Sie ihm, indem Sie **beengende Kleidungsstücke öffnen**.

Legen Sie den Patienten mit **leicht erhöhtem Oberkörper** hin. Bemühen Sie sich, Ihren Angehörigen **bei Bewusstsein** zu halten.

Sollte er **bewusstlos** werden, dann bringen Sie ihn in die linksseitige stabile Seitenlage.

Geben Sie dem **Diabetiker nichts zu essen oder zu trinken**.

Bei einem Schlaganfall besteht immer die Möglichkeit, dass es zu **Schluckstörungen oder Lähmungen** kommt.

Damit besteht die Gefahr, dass der Patient **erstickt**.

Kontrollieren Sie den Puls bzw. den Herzschlag regelmäßig.

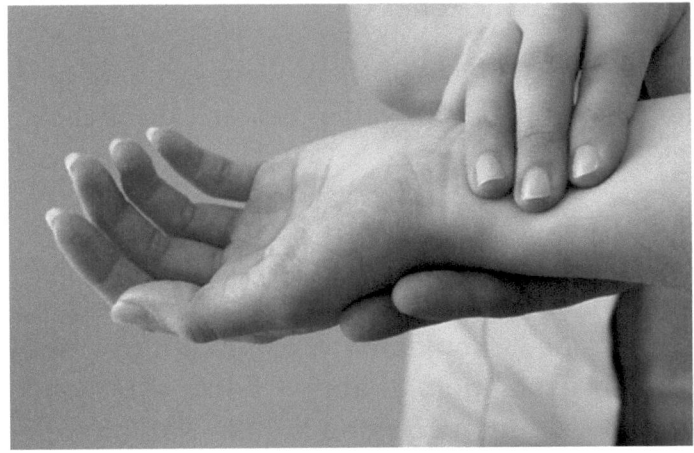

Ertasten Sie keinen Puls mehr, dann beginnen Sie **sofort** mit **Wiederbelebungsmaßnahmen**, bis das Rettungsteam eintrifft.

Nierenversagen – häufig unterschätzt!

Experten sprechen davon, dass rund 40 Prozent der Diabetiker nach etwa 8 bis 15 Jahren an Nierenversagen leiden werden. Dies betrifft in erster Linie Diabetes Typ 2 Patienten.

Manche Ärzte schätzen den betroffenen Patientenkreis weitaus höher ein. Einige reden sogar von 90 Prozent.

Also zählt das akute Nierenversagen zu den Notfällen, die durchaus einen Diabetiker betreffen können.

Die **Ursache für das Nierenversagen** bei Diabetikern liegt hauptsächlich in den **schwankenden und hohen Blutzuckerwerten, also eine schlechte Einstellung des Blutzuckerspiegels, aber auch in den Nebenwirkungen von den Insulin-Tabletten.**.

Andere Fachärzte meinen, dass für eine **diabetische Nephropathie** (diabetisches Nierenversagen) eine **genetische Veranlagung, hohe Blutfettwerte und Bluthochdruck** ursächlich seien.

Durch die bereits erwähnten Veränderungen der kleinen Blutgefäße wird die Funktion der Niere **zunehmend behindert**.

Irgendwann stellt die Niere ihre Filteraufgabe vollständig ein. Es kommt zum **Nierenversagen**.

Eine Nierenschädigung, egal in welchem Stadium, ist **nicht mehr rückgängig** zu machen.

Aber es ist möglich, einem Nierenversagen **vorzubeugen**. Dazu gehört es, dass Sie

➢ **2 bis 3 Liter am Tag trinken**, um die Filterfunktion der Niere zu unterstützen.

➢ Achten Sie auf einen **optimalen Blutdruck**.

➢ Bemühen Sie sich um eine **dauerhaft gute Blutzuckereinstellung**.

➢ Versuchen Sie möglichst, Ihr **Körpergewicht zu reduzieren**, sollten Sie übergewichtig sein.

Woran erkenne ich ein Nierenversagen?

Ein diabetisches Nierenversagen wird häufig von dem betreffenden Patienten erst **sehr spät bemerkt**, denn die **Schmerzen sind kaum wahrnehmbar**.

An diesen **Anzeichen** können Sie aber ein beginnendes Nierenversagen bemerken:

> Juckreiz

> blassbraune Haut (ungesunde Bräune)

> allgemeine Leistungsschwäche

> Unwohlsein

> Erbrechen

> Übersäuerung (Azidose)

> ständige Kopfschmerzen

> Blutdruckanstieg

> Blutarmut (Anämie)

- ➤ Herz-, Kreislaufsystem bricht zusammen

- ➤ Vermehrte Wassereinlagerung - vor allem in den Beinen (Ödeme)

- ➤ Übelkeit

- ➤ Appetitlosigkeit

- ➤ Gewichtszunahme

Auch im **Urin** treten in der ersten Zeit **keine Veränderungen** auf.

Trotzdem kann ein Arzt relativ schnell eine beginnende Nierenschädigung bemerken. Dazu untersucht er regelmäßig den Urin auf **Albumine**.

Später kommen dann die **erhöhten Eiweißausscheidungen** **(Proteinurie)** hinzu, welche nun eindeutig auf die fortgeschrittene Schädigung der Niere hinweisen.

Als **sichtbares Zeichen** für das erhöhte Eiweiß bildet sich **Schaum auf dem Urin**.

Anzeichen für ein akutes Nierenversagen:

- ➤ **Kalter Schweiß**

- ➤ **Kaum messbaren Puls**

- ➤ **Sehstörungen**

- ➤ **Massive Kopfschmerzen**

- ➤ **Fieber**

- ➤ **Herzrhythmusstörungen**

- ➤ **Starke Schmerzen** in den Seiten oder auf einer Seite, die bis in die Beine oder den Bauch ausstrahlen können

- ➤ **Ohnmacht**

Was soll ich bei einem Nierenversagen tun?

Haben Sie den **Verdacht wegen einer Nierenschädigung**, wenden Sie sich sofort an den **Hausarzt** und bestehen Sie auf einer **umfassenden Untersuchung**.

Dazu gehören nicht nur **Labortests**, sondern auch ein **Ultraschall der Nieren**. Wird eine eingeschränkte Funktion der Niere festgestellt, dann wird der Arzt die weiteren Schritte mit Ihnen besprechen.

Häufig kann bei rechtzeitigem Erkennen die Krankheit aufgehalten werden. Weitere Möglichkeiten sind die **Dialyse** (Blutwäsche) und **Nierentransplantation**.

Bei einem **akuten Nierenversagen** rufen Sie **sofort den Notarzt** (112) an und beginnen Sie mit **Wiederbelebungsmaßnahmen**, bis der Rettungsarzt eintrifft.

Ein Wort zur Thrombose und dessen Folgen

Dieser Notfall wird häufig unterschätzt und findet deshalb kaum Erwähnung in den Diabetikern-Ratgebern.

Doch auch die **Thrombose ist eine ernste Komplikation**, bei der Sie schnell handeln müssen, denn im schlimmsten Fall kann sie zu Amputationen oder dem Tod führen.

Die Ursache sind die **Veränderungen an den Blutgefäßen** durch **Blutzuckerschwankungen, Bluthochdruck, die zähe und langsame Fließgeschwindigkeit des Blutes sowie die Ablagerungen an den Gefäßwänden.**

Bei einer Thrombose entsteht ein Blutgerinnsel (ein Thrombus) in einem Blutgefäß oder im Herzen. Dieser Blutpfropf behindert nun den Blutstrom.

Eine Thrombose kann in jedem Blutgefäß des Körpers entstehen. Die Folge kann eine **Embolie** sein, aber auch ein **Auslöser für Herzinfarkt und Schlaganfall**.

Achten Sie auf folgende **Symptome für eine Thrombose**:

> ➢ **einseitige Schwellungen und Spannungsgefühl am Knöchel,**
>
> ➢ **Unterschenkel oder ganzen Bein,**
>
> ➢ **muskelkaterähnliches Ziehen**
>
> ➢ **Schmerzen beim Auftreten in der Wade,**
>
> ➢ **auffällige Erwärmung**
>
> ➢ **bläuliche Verfärbung des Beins**

Treten eines oder mehrere Symptome auf, dann verständigen Sie sofort Ihren Arzt.

Am Wochenende rufen Sie bei solchen Anzeichen den Notarzt an.

Lungenembolie – eine unterschätzte Gefahr

Als Folge einer nicht behandelten Thrombose kann es zu einer Lungenembolie kommen. Dabei verstopft der Thrombus ein Blutgefäß in der Lunge.

Leichte Lungenembolien bleiben oft unbemerkt, größere Embolien in der Lunge können zum Tod führen.

Es kommt ganz darauf an, in welchem Abschnitt der Lunge die Embolie auftritt und welche Bereiche durch den Thrombus verschlossen werden.

Sehr schnell verläuft die **fulminante Lungenembolie.** Hier geht es dann wirklich um jede Minute. Dabei verschließt ein Thrombus eine Lungenarterie und es kommt innerhalb kurzer zu einem Kreislaufzusammenbruch und schwerer Atemnot.

Diabetiker sind durch Gefäßveränderungen doppelt so oft davon betroffen als gesunde Menschen.

Trotzdem wird die **Lungenembolie** bei Diabetikern als Notfall stark unterschätzt. Ein Grund mehr für uns, sie hier zu erwähnen.

Anzeichen sind:

> ➢ plötzlicher Atemnot,

> ➢ Brustschmerzen,

> ➢ Herzrasen,

> ➢ Blutiger Auswurf,

> ➢ Bewusstlosigkeit,

> ➢ Kreislaufzusammenbruch,

> ➢ Husten.

Tritt eines oder mehrere dieser Symptome auf, verständigen Sie **umgehend den Notarzt** und beginnen Sie bei einer Ohnmacht des Patienten notfalls mit **Wiederbelebungsmaßnahmen.** Die Beatmung hat bei einer Lungenembolie Vorrang vor einer Herzdruckmassage.

So beugen Sie Notfällen vor

Wir haben Ihnen nun einige Notfälle vorgestellt. Das bedeutet aber nicht, dass diese auch eintreten müssen. Sie können durchaus etwas dafür tun, damit es gar nicht erst zu diesen Notfällen kommt.

Das A und O für den Diabetiker ist die optimale **Blutzuckereinstellung und die ständige Kontrolle der Blutzuckerwerte**. So beugen Sie den möglichen Veränderungen der Blutgefäße, aber auch einer Unter- bzw. Überzuckerung vor.

Zählen Sie zu dem Kreis der übergewichtigen Diabetiker, sollten Sie **abnehmen**. Damit vermeiden Sie Bluthochdruck, Herzinfarkte und Schlaganfälle.

Treiben Sie **Sport** und bewegen Sie sich viel. Das dient ebenfalls zur **Gesunderhaltung** und hilft bei der **Reduzierung des Gewichtes**. Sport **senkt auch den Blutzuckerspiegel**.

Nehmen Sie vor allem **regelmäßig Ihre Arzttermine** wahr. Dabei können ernsthafte Erkrankungen und Notfälle schon im Vorfeld erkannt werden.

Das Notfallset für Diabetiker

Jetzt werden Sie vielleicht erstaunt sein, dass es so etwas gibt. Tatsächlich hat ein Unternehmen aus Waiblingen, **h&h DiabetesCare**, ein Sicherheits- und Notfallset für Diabetiker auf den Markt gebracht.

Dieses Set beinhaltet alles, was ein Diabetiker braucht, um den Blutzucker zu bestimmen und einer Unterzuckerung vorzubeugen.

Dazu gehören fünf einzeln versiegelte Teststreifen, die ohne Gerät funktionieren sowie Einmallanzetten, die ohne Stechhilfe auskommen und eine Lösung mit Traubenzucker, die bei Unterzuckerungen schnelle Hilfe leistet.

Nun müssen Sie so ein Set nicht gleich kaufen. Sie können es **ganz einfach zusammenstellen** und dabei auf Ihre Bedürfnisse abstimmen.

Wir haben für Sie eine Liste mit den notwendigen Dingen für einen Diabetiker im Notfall zusammen gesucht.

Das sollten Sie für einen Notfall parat haben:

> **Manuelle Teststreifen, die ohne Gerät abzulesen sind,**

> **Pflaster,**

> **Einmallanzetten, die ohne Stechhilfe anwendbar sind**

> **Flüssige Traubenzuckerlösung**

> **Einzeln verpackte Tücher mit Desinfektionslösung**

> **Eventuell einen Ersatz-Pen mit Insulin**

Dextrose oder Traubenzuckerbonbons sollten Sie überall mit sich führen und immer zur Hand haben. Da Ihnen nicht jeder Helfer gleich ansehen kann, dass Sie Diabetiker sind, sollten Sie an einer Kette oder am Schlüsselanhänger einen **SOS-Anhänger** tragen.

Dieser ist **überall auf der Welt bekannt**. Jeder wird dort sicher nachschauen und kann Ihnen gezielter helfen. In dem Anhänger können Sie **Kontaktdaten, Ihre Krankheit und Ihre Blutgruppe** vermerken.

Die Notfallliste – oft unterschätzt als Helfer

Bewährt hat es sich auch, wenn Sie eine **Notfallliste** anlegen und diese gut sichtbar in Ihrer Wohnung hinlegen. Der beste Platz dürfte neben dem Telefon sein.

In der Notfallliste tragen Sie folgendes ein:

❖ **Notrufnummer: 112**

❖ **Nummer des Hausarztes**

❖ **Nummer des Notdienstes**

❖ **Nummer von Angehörigen, Freunden oder Bekannten, die im Notfall helfen könnten oder benachrichtigt werden sollten**

❖ **Ihren Diabetes Typ**

❖ **Ihre Medikation**

❖ **Wo sich Ihr Diabetes Tagebuch bzw. der Diabetes Ausweis befindet.**

Haben Sie **Kinder**, dann ersetzen Sie die **meisten Wörter durch Symbole**, die das Kind kennt und gehen Sie mit ihm die Liste durch.

Erweitern Sie den Punkt „Notruf" um das **Verhalten bei einem Notruf**. Selbst Erwachsene vergessen in ihrer ersten Panik diese Verhaltensregeln.

Wichtig sind **die fünf W,** die Kinder bereits im Kindergarten lernen:

> ➤ **Wer** ruft an.

> ➤ **Wo** ist der Notfall.

> ➤ **Was** ist passiert.

> ➤ **Wie viele** Personen sind betroffen.

> ➤ **Warten** Sie auf weitere Fragen oder Anweisungen.

In der Aufregung kann es passieren, dass alles vergessen wird.

Das ist menschlich, doch wenigstens die **Adresse und das Warten auf weitere Fragen** sollte ihr Kind beherrschen.

Besonders gut ist es, hat das Kind bereits **Erfahrungen beim Telefonieren**. Dann reagiert Ihr Kind ungezwungen und der Disponent kann die notwendigen Fragen stellen. So erhält er die Informationen, die er dem Rettungsteam übermittelt.

Das Schlimmste wäre nämlich, wenn Ihr Kind den Hörer vor Schreck auflegt, weil es am anderen Ende eine fremde Stimme hört.

Hängen Sie die **Liste** am besten so hin, dass Ihr Kind sie **sehen** und vor allem auch **lesen kann**.

Das gleiche gilt für das **Telefon**. Stellen Sie es so hin, dass es für Ihr **Kind erreichbar** ist.

Achten Sie darauf, dass auf der Liste auch aufgeführt ist, wo **Ihr Diabetikerausweis, das Diabetes-Tagebuch und Ihre Krankenkassen-Chipkarte z**u finden ist.

Im Notfall rettet diese Maßnahmen Ihnen das Leben.

Quellenverzeichnis

http://www.medfuehrer.de/0,26,91/Diabetes.html

http://www.diabetes-ratgeber.net/Herzinfarkt/Herzinfarkt-Die-typischen-Symptome-54172_3.html

http://www.netdoktor.de/Krankheiten/Diabetes/Wissen/Diabetische-Ketoazidose-120.html

http://www.diabetes-ratgeber.net/Sport

http://www.diabetesinfo.de/diagnostik/diabetestypen.html

http://www.medizinfo.de/diabetes/notfaelle/laktatazidose.shtml

http://www.medizinfo.de/diabetes/notfaelle/soforthilfe.shtml

http://www.medizinfo.de/nieren/nierenversagen/start.shtml

http://www.medizinfo.de/diabetes/krankheitsbild/start.htm

http://www.medizinfo.de/diabetes/herz/start.shtml

http://www.medizinfo.de/diabetes/ernaehrung/start.shtml

http://www.diabetesde.org/ueber_diabetes/was_ist_di
abetes/habe_ich_diabetes/symptome_bei_diabetes_ty
p_1_und_typ_2/

http://www.diabetesde.org/ueber_diabetes/therapie_
bei_diabetes/forschung_und_ausblick_der_diabetes_th
erapie/

http://www.vitanet.de/diabetes/akute-komplikationen

Inhaltsverzeichnis

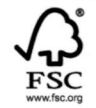